APERÇU HISTORIQUE

SUR

L'EAU BALSAMIQUE-VULNÉRAIRE-HÉMOSTATIQUE

BINELLI

PARIS. — IMP. J.-B. GROS, RUE DES NOYERS, 74.

APERÇU HISTORIQUE

SUR L'EAU

BALSAMIQUE-VULNÉRAIRE-HÉMOSTATIQUE

DE FEU LE DOCTEUR F. BINELLI

PRÉPARÉE

PAR J. FERRARI ET Cie, DE PARME

Résultats d'expériences entreprises sur l'efficacité de cette Eau

---

Manière de s'en servir

PARIS
IMPRIMERIE DE J.-B. GROS
RUE DES NOYERS, 74.

1855

APERÇU HISTORIQUE

SUR

L'EAU BALSAMIQUE-VULNÉRAIRE-HÉMOSTATIQUE

DE FEU LE DOCTEUR F. BINELLI.

> L'Eau Binelli n'est point une de ces compositions dont les charlatans se servent pour abuser de la crédulité publique.
>
> (*Rapport de l'Académie royale de médecine de Marseille*).

Si nous voulions juger de l'état de la thérapeutique d'après la multiplicité des substances qui nous sont présentées chaque jour comme des remèdes infaillibles, il n'y a pas de doute qu'il nous la faudrait croire en mesure de répondre à toutes les exigences de l'art de guérir. Nous pourrions même regarder comme inutile toute recherche ultérieure dans le but de découvrir de nouveaux moyens de médication. Malheureusement la chose n'est pas ainsi ; beaucoup de spécifiques ont échoué à l'épreuve, plusieurs autres jadis en vogue ont été justement abandonnés ; quelques-uns ont subi le même sort parce qu'on ne leu a reconnu d'autre mérite que de mettre en jeu et de laisser agir à leur aise les forces réparatrices naturelles. Il est résulté de tout cela une nécessité urgente de nouvelles études et de nouvelles recherches, réclamées par les souffrances et les besoins incessants de l'humanité, et par les victoires mêmes que la thérapeutique a remportées de temps à autre.

Il n'y a pas d'histoire plus riche en vicissitudes, plus semée d'illusions et de succès que celle de la matière médicale ; il n'y en a pas de plus apte à prouver l'influence des opinions et des autorités scientifiques dominantes sur les pratiques et la foi des masses. Effectivement, à l'annonce d'un nouveau remède, les partis se lèvent, quelques-uns le prônent dans la conviction de se rendre utiles, d'autres, ou désabusés, ou peu faciles à ajouter foi aux faits imparfaitement constatés, professent des opinions toutes contraires : la lutte s'engage aussitôt ; si d'un côté elle est inévitable, elle devient utile de l'autre pour faire ressortir la vérité ! Malheur à celui de ces partis qui, par des motifs personnels ou par des fins secondaires, manque au devoir que lui impose la conscience ! Alors la science et l'humanité sont blessées du même coup.

Le docteur Fidèle Binelli, Piémontais, très-versé dans la chimie et dans la botanique, est l'inventeur de l'Eau connue depuis longtemps sous son nom. De nombreuses expériences ont été faites en plusieurs pays d'Europe pour reconnaître et constater son efficacité contre les hémorrhagies et contre toute sorte de blessures anciennes qui tendraient à se transformer en plaies chroniques et cancéreuses. L'Académie royale de médecine de Marseille, entre autres, nomma une commission pour examiner l'Eau Binelli; le rapport de cette commission se termine par ces mots :

« *Nous pensons avoir assez dit pour vous prouver que* « *l'Eau Binelli n'est pas une de ces compositions dont les* « *charlatans se servent pour abuser de la crédulité publi-* « *que. Cette Eau a vraiment toutes les propriétés pour en* « *faire un médicament précieux. On ne ferait jamais trop* « *pour encourager les médecins à en étudier l'action sur* « *les animaux et sur l'homme.* »

Les premières expériences de cette Eau hémostatique, faites à Turin, patrie du docteur Binelli, sous les yeux de l'Académie royale des sciences, eurent le plus grand succès et obtinrent les éloges des médecins les plus distingués d'Italie. Encouragé par ces premiers essais, le docteur Binelli passa à Naples où le gouvernement fit faire de nouvelles expériences dans l'amphithéâtre de l'hôpital des incurables en présence des professeurs Chevalier COTTUGNO, docteur J. ANTONUCCI et docteur Léonard SANTORO.

Les résultats obtenus par ces hommes éminents dont nous rapporterons les certificats dépassèrent toute attente. C'est d'après de tels résultats que le gouvernement napolitain ordonna l'usage de l'Eau Binelli dans les hôpitaux du royaume. Le docteur Binelli, décédé à Naples en 1828, légua la formule de son Eau balsamique-vulnéraire-antihémorrhagique à son ami et parent le docteur André Ferrari, par reconnaissance, dit-il, des soins et de l'affection qu'il lui avait prodigués. Le docteur Ferrari soumit l'Eau composée par lui, d'après la formule Binelli, à toutes les épreuves qui pouvaient en constater l'identité. Les résultats des expériences ont toujours été les mêmes , et M. Ferrari fut autorisé à fabriquer et à vendre l'Eau balsamique et vulnéraire de Binelli. Un dépôt fut établi à Marseille chez le pharmacien Ragaud et une commission nommée par la Société royale de médecine de cette ville en fit examiner et reconnaître les propriétés médicales. La commission se composait du docteur Rey, président de la Société de médecine, Rousset, professeur de physiologie, Gillet, Rampal, et Fenech. Le docteur Moricheau-Beaupré, chirurgien en chef de l'armée d'Afrique, se trouvant à Marseille, voulut bien assister aux expériences; après lesquelles convaincu, comme beaucoup d'autres chirurgiens de l'armée, de l'efficacité et des admirables propriétés de cette Eau, il adressa au ministre de la guerre un rapport dans lequel on lit ces mots : « *Les Entretiens* que j'ai eu avec plusieurs « membres de la société de médecine de Marseille ne me « laissent aucun doute sur l'efficacité de cette Eau, contre « les hémorrhagies. Ce que j'ai vu de mes propres yeux « tend à confirmer mon opinion. Je regrette que les occu« pations de mon service et l'approche du moment où je « dois m'embarquer à Toulon, ne me permettent pas de « donner sur ces expériences et sur leurs résultats tous les « détails désirables. Le rapport de la Société royale de mé« decine de Marseille mérite du reste à cet égard non« seulement qu'on le consulte, mais encore que l'on répète « les expériences qui peuvent donner à ce remède un ca« ractère d'utilité bien démontré. »

Le docteur André Ferrari, désireux de répandre un médicament si utile à l'humanité, se rendit à Paris où il obtint que de nouvelles expériences fussent faites à l'hôpital du Val-de-Grâce par M. Begin en présence des professeurs qui composaient une commission *ad hoc*. Le célèbre Broussais, Broussais fils, Gama, Damiron, Fleury et un grand nombre d'élèves, voulant vérifier les qualités médicales de l'Eau Binelli, se livrèrent à ce sujet à des expériences réitérées avec la plus grande sollicitude et la plus minutieuse attention. Ayant obtenu des résultats très-heureux, les membres de cette commission délivrèrent à M. Ferrari un certificat qui prouve de la manière la plus irréfragable l'efficacité hémostatique de l'eau Binelli.

Beaucoup de guérisons ont été obtenues par les médecins les plus distingués de Marseille et de Paris, en appliquant cette Eau dans les cas convenables.

Le professeur Cauveire l'employa après l'amputation d'un doigt.

Le docteur Giraud, après l'ablation du pouce.

Le docteur Forcade, dans la lésion de l'artère mammaire endommagée par un coup de couteau.

Le docteur Trabuc, après l'amputation de la jambe, ayant lié l'artère principale, arrêta l'hémorrhagie des autres vaisseaux par la simple application de l'Eau Binelli.

Le docteur Boyer, de Marseille, employa avec un plein succès l'Eau Binelli dans une lésion de l'artère sus-orbitaire produite par la chute d'une tuile qui avait blessé le front de manière à mettre à découvert le périoste.(1)

Dans un cas d'extraction de la pierre, le docteur Reymonet, de Marseille, coupa l'artère transversale du périnée d'où il résulta une hémorrhagie considérable; la simple application sur la blessure de charpie imbibée d'Eau Binelli suffit pour arrêter, au bout de dix minutes, le sang, et le onzième jour le malade sortit parfaitement guéri.

Le docteur Rampal, de Marseille, employa l'Eau Binelli après avoir inutilement essayé tous les autres moyens connus pour arrêter l'hémorrhagie de la vessie, et le malade fut parfaitement rétabli apres avoir bu six onces de cette Eau administrée à petites doses.

(1) Voir le *Sémaphore de Marseille*, du 31 août 1831.

Le docteur André Ferrari répandit dans toute l'Europe beaucoup d'Eau hémostatique, et lorsque, en 1832, il fut incorporé dans l'armée d'Afrique, il apporta avec lui son médicament et en obtint un grand nombre de guérisons.

Enlevé prématurément à l'affection des siens, il institua son neveu, Jules Ferrari, légataire universel, et lui transmit le secret de la composition de son Eau balsamique-vulnéraire-antihémorrhagique, en lui faisant la même recommandation que l'inventeur lui avait faite de fabriquer de cette Eau bienfaisante afin que l'humanité ne fût point frustrée d'un remède si utile et *si merveilleusement énergique.*

M. Jules Ferrari a rempli les vœux de son oncle et il prépare maintenant à Parme, dans un laboratoire particulier, l'Eau balsamique Binelli dont la vente se fait sous la raison : Jules Ferrari et Cie.

L'amour de la science et l'espoir bientôt changé en conviction de rendre un véritable service à l'humanité, ont excité les médecins les plus éminents du pays à étudier avec le plus grand soin les propriétés de cette Eau employée à l'extérieur et administrée intérieurement.

On institua à cet effet une commission composée de :

MM. Riva, docteur médecin, ancien professeur suppléant de thérapeutique spéciale, de pathologie et de matière médicale;

Cipelli, professeur d'anatomie et de physiologie, médecin et sous-directeur de l'hospice des aliénés à Parme;

Del Prato, médecin vétérinaire, directeur de l'école vétérinaire de Parme;

Gherardi (L.), chirurgien des salles militaires, substitut à la clinique chirurgicale;

Lemoigne, docteur médecin vétérinaire;

Inzani, docteur médecin, répétiteur d'anatomie et de physiologie ;

Cocconi, docteur médecin, secrétaire de la faculté de Parme ;

Pioselli, docteur chirurgien dans l'Institut de la charité;

Raynaud, chirurgien à l'Institut de la charité ;

Fergi, docteur-médecin, *idem.*

Caggiati, aide-chirurgien à l'hôpital de la Miséricorde.

Les résultats de toutes les expériences faites pendant plus d'un demi-siècle ont acquis à l'Eau Binelli la renommée qu'elle mérite, soit dans les cas, même les plus graves, d'hémorrhagie, soit dans les cas qui résistaient à toutes les méthodes ordinaires de traitement. Cette Eau a été d'une efficacité remarquable contre les plaies gangréneuses et cancéreuses. La simple application de cette Eau ôte tout principe de malignité, et, en peu de temps, les plaies de mauvais caractère se réduisent à des blessures simples.

En fait de remèdes dont la composition n'est pas rendue publique, la seule garantie est l'expérience. L'Eau Binelli, d'une innocuité reconnue, qui a donné tant de guérisons, certifiées par un grand nombre de médecins honorables et distingués, vaincra, nous ne saurions en douter, la louable répugnance que les hommes de l'art éprouvent pour tout médicament dont ils ignorent la composition. Certes, l'Eau Binelli ne doit pas être présentée au public comme une panacée universelle. Les préparateurs, obligés par une nécessité pénible, de garder encore le secret de sa composition, bien convaincus en leur conscience de ses propriétés médicales dans les cas indiqués plus haut, n'adressent d'autres prières à MM. les professeurs que d'en vouloir bien expérimenter l'efficacité sur l'économie animale.

L'inventeur de cette Eau, homme consciencieux et profondément instruit, s'était mis à l'œuvre avec la conviction sincère de pouvoir se rendre utile, mais sans s'exagérer la portée de sa découverte. Son successeur suivit la même ligne de conduite, et les préparateurs actuels ne s'en écarteront jamais. La seule prière qu'ils osent adresser aux honorables médecins qui s'intéressent au sort des hommes, c'est de vouloir constater la différence qui existe entre les nombreux remèdes débités par des spéculateurs et l'Eau Binelli qui leur est présentée par des hommes qui n'ont d'autre désir que celui de la voir employée par les praticiens qui assurément rendront un véritable service à l'humanité!

EXPÉRIENCES

FAITES AVEC

l'Eau balsamique-vulnéraire-anti-hémorrhagique

DE BINELLI

PRÉPARÉE

PAR DON ANDRÉ FERRARI DE NAPLES

Dans l'hôpital militaire du Val-de-Grâce, des expériences ont été faites par le célèbre Broussais, par son fils et par MM. Begin, Gama, Damiron et Fleury. Voici le texte de leur rapport :

« Sur deux moutons placés dans l'amphithéâtre du *Val-« de-Grâce*, l'artère carotide primitive fut ouverte très-« obliquement dans l'étendue de huit à dix lignes : un flot « énorme de sang vermeil jaillit aussitôt ; de la charpie « imbibée d'EAU ANTI-HÉMORRHAGIQUE qui nous fut présen-« tée par M. FERRARI, propriétaire de cette préparation, fut « immédiatement appliquée sur la plaie artérielle, et des « tampons furent entassés dans la cavité de l'incision de « manière à s'élever au-dessus de ses bords. Cette masse de « charpie, mouillée d'EAU HÉMOSTATIQUE, fut maintenue « avec une certaine force, pendant douze à quinze mi-« nutes, à l'aide des doigts. Au bout de ce temps, des

« compresses également imbibées d'EAU furent placées par « dessus la charpie, et un bandage circulaire et compressif « affermit l'appareil.

« Les choses restèrent en cet état jusqu'au surlende- « main. L'appareil fut alors levé ; la charpie adhérait par- « tout d'une manière intime à la plaie, dont on ne put la « détacher qu'avec beaucoup de peine. Les tampons les « plus profonds, les plus immédiatement en contact avec « l'artère, furent laissés en place, et un nouveau pansement, « semblable au premier, mais avec un bandage moins « serré, fut fait.

« L'hémorrhagie ne reparut pas. La charpie profonde « fut détachée le quatrième jour, et l'on put voir alors, « dans l'excavation qui formait la plaie, l'artère carotide « remplie par un caillot solide dans toute la partie de son « étendue qui était à découvert. La solution de continuité « se rétrécit ensuite graduellement, et la cicatrisation eut « lieu dans le temps ordinaire, sous l'influence des panse- « ments simples.

« Il est à remarquer que la plaie resta pendant longtemps « grisâtre, dure, qu'elle ne suppura jamais ni abondam- « ment, ni franchement, comme le font les divisions pan- « sées avec d'autres topiques. Cela tient-il à la nature des « chairs du mouton ? cela est-il dû à l'emploi de l'EAU ? Je « n'en sais rien.

« Les deux expériences ont si exactement produit le « même résultat, qu'en décrivant les phénomènes qui sui- « virent l'une, j'ai fait connaître ceux qu'on observa dans « l'autre. La dernière a eu lieu devant MM. BROUSSAIS père « et fils, GAMA, DAMIRON, FLEURY et un grand nombre d'é- « lèves, tant du Val-de-Grâce que du dehors ; et comme le « premier mouton avait été opéré six jours seulement au-

« paravant, ces Messieurs ont pu examiner son cou et « constater l'état d'oblitération de son artère carotide, qui « était parfaitement à nu et visible dans toute la longueur « de la plaie.

« La dissection fut faite ensuite, les moutons ayant été « sacrifiés après leur guérison. On put constater alors que « les carotides étaient solidement oblitérées par un caillot « fibreux déjà organisé, et qui se prolongeait d'un pouce et « demi environ au-dessus et au-dessous de la blessure.

« D'ailleurs les parois artérielles, non plus que les par-« ties environnantes, ne présentaient rien de particulier. « Tels sont les faits que nous avons observés, et sur l'exac-« titude desquels on peut compter.

« Paris, le 3 juin 1831.

« *Signé* : BÉGIN, BROUSSAIS, GAMA, DAMIRON,
« CASIMIR BROUSSAIS, FLEURY. »

Le docteur Boyer (de Marseille) entreprit à Paris des expériences sur l'Eau Binelli, en présence de M. Civiale, chirurgien en chef de l'hôpital Necker; Roux, professeur à la Faculté, chirurgien en chef de l'Hôtel-Dieu; Parisot, médecin en chef à l'hospice de la Salpétrière. Dans toutes ces expériences, l'efficacité de l'Eau Binelli a été complètement démontrée, tandis qu'en employant les autres eaux hémostatiques, on n'a pu réussir à arrêter les hémorrhagies. Le docteur Boyer fit sur ces expériences un rapport dont nous extrayons le passage suivant :

« Quelques médecins, en prescrivant l'EAU BINELLI à « l'intérieur, ne craignent pas de l'associer avec des sirops, « d'y mêler diverses eaux distillées, et même de l'arôma-« tiser avec de l'eau de fleur d'oranger. Je ne puis être de « leur avis, et je crois que cette liqueur doit être prise sans

« aucun mélange. C'était l'opinion du professeur Binelli, et « c'est celle que j'adopte. D'abord dans une préparation « aussi étrange que l'Eau anti-hémorrhagique, dans la« quelle il s'est formé, par la réaction de plusieurs subs« tances végétales l'une sur l'autre, un produit inconnu » dans sa nature et doué de nouvelles propriétés, il est im« possible de savoir jusqu'à quel point pourrait s'arrêter la « décomposition d'autres substances, même végétales, sur « ce produit. Ensuite l'expérience m'a démontré que si l'on « mêle avec de l'eau la liqueur de Binelli, on fait dispa« raître sa propriété d'arrêter le sang dans les cas de bles« sures artérielles. J'ai vu bien plus encore. Toutes les « fois qu'ayant, par ce moyen, arrêté une hémorrhagie, « j'arrosai l'artère blessée avec de l'eau simple, j'ai tou« jours vu reparaître le sang, et j'ai été de nouveau con« traint de l'arrêter.

« Ces faits me conduisent à penser que l'on affaiblirait « l'action de l'Eau Binelli si on la faisait entrer dans une « potion, et que, dans tous les cas d'hémorrhagie interne, « c'est pure qu'il faut l'administrer. »

La Société académique de Marseille nomma une commission composée des docteurs Giraud, Verdot, Sicard, Thiébaud, Chancel et Bousquet ; cette commission fit un long rapport dont nous citerons ici le premier paragraphe.

« Messieurs, ce n'est pas sans dessein que notre Com« mission a mis un intervalle de quelques jours entre « les expériences sur l'Eau Binelli et l'exposé de leurs « résultats. Les faits que nous allons retracer sont si ex« traordinaires, qu'ils paraîtront sans doute exagérés. C'est « pour qu'on n'ait point à nous reprocher de les avoir dé« crits sous l'influence de cette admiration qui suit une « grande découverte et nous en exalte toujours les ef-

« fets, que nous avons préféré, en retardant notre rap« port, nous exposer à être taxés de négligence, plutôt que « d'encourir le blâme de n'avoir pas su nous défendre « d'une surprise qui nous aurait grossi les traits de la vé« rité. Nous avons attendu ; mais, il faut enfin l'avouer, la « réflexion n'a diminué en rien notre heureuse conviction. « Nous sommes aujourd'hui ce que nous étions le lendemain « de nos tentatives, et il nous reste en entier la conscience « que ce que Voulonne a vu comme impossible en chirur« gie existe, et qu'on a trouvé l'ANTI-HÉMORRHAGIQUE.

« Nous pensons en avoir dit assez pour vous prou« ver que l'EAU BINELLI n'est point une de ces compositions dont les charlatans se servent pour abuser de la crédulité publique. Cette EAU a vraiment des propriétés qui peuvent en faire un médicament précieux. On ne saurait trop faire pour encourager les médecins à en étudier l'action sur les animaux et même sur l'homme. »

A Toulon plusieurs expériences ont été répétées par les locteurs Raymond et Fleury, l'un chirurgien en chef, 'autre médecin en chef de la marine. A l'École vétérinaire 'Alfort, des expériences furent faites sur des chevaux, et hémorrhagie provenant d'énormes lésions de gros vaiseaux cessa à l'application de l'Eau Binelli.

A Naples, on essaya l'eau hémostatique par ordre du ninistre de l'intérieur. La commission sanitaire du royaume ui fut chargée de cet essai, se composait de MM. les doceurs BOCCANERA, directeur de la clinique chirurgicale; NTONUCCI, directeur de la clinique médicale; RONCHI, méecin de Sa Majesté ; CATTOLICA, directeur de la clinique 'accouchement ; FOLINEO, directeur du cabinet patholoique ; SEMENTINI, directeur du cabinet de chimie ; MANCINI, rofesseur adjoint à l'Université, et CALBIATI, secrétaire de la commission. Devant cette commission et devant un grand nombre d'autres professeurs accourus à l'amphithéâtre d'anatõmie de l'hospice royal des incurables, le professeur Mancini ouvrit transversalement l'artère crurale d'un mouton, plaça sur la blessure des compresses imbibées d'Eau balsamique Binelli, et à l'instant l'hémorrhagie cessa ; quelques minutes après, la charpie fut ôtée et l'artère au plus grand étonnement des assistants se trouva fermée, et la blessure aussi propre que si le sang n'en avait jamais jailli (1).

Graafe a fait des expériences d'application d'Eau Binelli sur les animaux et sur l'homme ; au bout de dix minutes, il vit s'arrêter l'hémorrhagie aussi bien des petits vaisseaux que des plus larges artères (2).

(1) Journal de pharmacie, chimie et sciences accessoires par Antoine Cattaneo vol. XIII, p. 168.

(2) Journal of chirurgy, etc.

CERTIFICATS

de guérisons obtenues par l'emploi de l'eau Binelli

PRÉPARÉE

PAR ANDRÉ FERRARI DE NAPLES

« Nous soussigné, médecin opérant, demeurant à *Foix*, « département de l'*Ariége*, ex-chirurgien-major de l'hospice civil et militaire de la même ville et de la maison de « justice, ex-chirurgien-major aux hôpitaux de l'armée « des Pyrénées-Orientales, membre correspondant de plusieurs sociétés de médecine, chirurgie et pharmacie, etc., etc.

« Je déclare que je fus invité à me rendre, le 11 avril « 1833, à un petit hameau de la commune de...., à l'effet « de donner un prompt secours au sieur JEAN SARDA, propriétaire, qui avait été atteint par un coup de fusil.

« Arrivé chez lui, je le trouvai étendu sur son lit et « dans un état d'abandon général, et, j'ose le dire, prêt à « expirer par suite d'une hémorrhagie qu'on ne pouvait « nullement arrêter ; je procédai sur-le-champ à la vérification de sa blessure, dont voici le détail.

« Ce malheureux avait été atteint au bras droit, à la distance de deux pas, par un coup de fusil chargé à gros « plomb ; la blessure énorme était située à la partie inférieure latérale interne du bras et supérieure de l'avant-

« bras, avec perte de substance de la partie inférieure des « muscles coraco-brachéal, bicepts-brachéal, brachéal-an« térieur et tricepts-brachéal, et portion des muscles de l'a« vant-bras, qui s'insèrent à l'extrémité inférieure des os « de l'avant-bras, avec déchirement total des vaisseaux « principaux, tant artériels que veineux. Dans un cas aussi « grave, je n'avais d'autre ressource que de faire l'ampu« tation du membre, pour tâcher de sauver la vie du ma« lade ; mais heureusement j'étais pourvu d'une fiole d'eau « balsamico-anti-hémorrhagique, que M. FERRARI, pro« priétaire de cette préparation, m'avait confié.

« J'appliquai en conséquence sur la blessure un plumas« seau de charpie imbibé de cette EAU merveilleuse, ayant « d'avance, autant que possible, suspendu momentané« ment la perte du sang, et à l'instant, l'hémorrhagie s'est « arrêtée. La blessure ayant pris sur-le-champ tout autre « aspect, le lendemain je la trouvai dans un état plus que « satisfaisant et sans la moindre inflammation. Je continuai « de la traiter avec des pansements simples, et le malheu« reux SARDA est enfin assuré de conserver son bras, mal« gré qu'il ne jouisse des mêmes facultés que son corres« pondant, parce qu'il ne reçoit plus la même quantité de « suc nourricier, vu le grand déchirement des muscles et « des vaisseaux.

« En foi de quoi j'ai délivré le présent certificat.

« Foix, le 14 mai 1833.

« *Signé* : TOUSSAINT.

« Vu par le maire de la ville de Foix, pour légalisation « de la signature ci-dessus TOUSSAINT, médecin opérant, « habitant cette ville.

« A Foix, le 19 mai 1833.

Signé : L. ESPHY.

« Vu pour légalisation de la signature du sieur Esphy,
« maire de Foix.

« Foix, le 20 mai 1833.

« Par délégation de M. le Préfet de l'Ariége,
« Le conseiller de préfecture, secrétaire général.
Signé : Faures.

Je soussigné, certifie que Thérèse de Rosa de Campoasso, alitée dans la clinique médicale des femmes, confiée mes soins, affectée d'un vomissement salival sanguin, raitée pendant plusieurs jours par de l'eau hémostatique, aite par M. André Ferrari, eau qui est identique à celle de eu Binelli, a été parfaitement guérie.

Le directeur de la clinique médicale.
Signé : Joseph Antonucci.

Je soussigné, docteur chirurgien primaire de l'établissement royal des Incurables, certifie que, il y a quelques anées, le prêtre *D. Nicolas di Napoli*, de Merculiano, se résenta à cet établissement. Comme j'étais de garde ce atin-là, j'examinai une blessure profonde qu'il avait à la artie supérieure et antérieure de la poitrine, blessure qui énétrait dans la cavité thoracique avec lésion du poumon ccompagnée d'*hémoptysie*. Ce prêtre fut placé dans ma alle et traité par moi de la manière suivante. La blessure ut réunie par première intention, et j'administrai intéieurement au malade de l'eau Binelli ; au quatrième jour, 'hémoptysie cessa, et le quatorzième jour le malade s'en 'etourna guéri au sein de sa famille.

En même temps, Dom. Louis Pappadà fut blessé à la artie antérieure du thorax; la blessure qui pénétrait ans la cavité, avait lésé les poumons et produit l'hémoptysie ; il fut traité de la même manière et guéri en vingt jours.

Il y a quatre ans à peu près que Barthélemy de Capoue fut blessé dans la partie supérieure et latérale du cou avec lésion de l'artère. La blessure, passant dans la bouche, avait déterminé une forte hémorrhagie. On arrêta le flux du sang par une compression avec la main. Ayant consulté MM. Grilli et Cabbiati, ces deux habiles professeurs prétendaient qu'il fallait lier l'artère, car la pression extérieure n'empêchait pas le sang de jaillir dans la partie interne de la bouche. D'après les nombreuses expériences que j'avais faites avec l'eau Binelli, je songeai à l'employer encore dans ce cas si grave ; l'hémorrhagie s'arrêta aussitôt après l'application de l'eau, mais elle reparut vingt-quatre heures plus tard. J'administrai alors l'eau Binelli à l'intérieur, en renouvelant son application à l'extérieur. La blessure se cicatrisa en peu de jours et le malade sortit guéri.

Il y a trois mois à peu près qu'une dame fut opérée d'une tumeur cancéreuse à la mamelle droite avec engorgement des glandes subaxillaires, dans le même établissement, par M. le docteur Galbiati dans la salle qu'il dirige. Pendant le cours de cette opération dangereuse, il se déclara une hémorrhagie considérable par suite de l'ouverture de l'artère subaxillaire. L'application de l'eau Binelli, préparée par MM. Pironti et Ferrari, fit cesser immédiatement l'hémorrhagie.

Naples, 2 octobre 1829.

Signé : Dominique Lauritano.

Je soussigné, chirurgien ordinaire de l'hôpital des Incurables, certifie avoir employé, en plusieurs cas d'hémorrhagies actives et passives, et spécialement dans les hémorrhagies utérines, l'eau Binelli, fabriquée par MM. Pironti et D.-André Ferrari, et toujours avec le plus grand succès. J'en ai fait usage aussi dans l'hémoptysie active, et j'ai vu l'hémorrhagie cesser sans avoir recours aux saignées tant préconisées dans ce cas.

En foi de quoi j'ai signé.

Naples, 9 octobre 1829.

François PETRUNTI.

Je soussigné, professeur de chirurgie, certifie qu'ayant employé l'eau Binelli, préparée par MM. Pironti et Ferrari, dans les hémorrhagies, j'en ai toujours obtenu les meilleurs résultats.

Naples, 21 octobre 1829.

Signé : Crescenzo RISPOLI.

L'eau Binelli, préparée par MM. Pironti et Ferrari, a été employée par moi, chirurgien soussigné, dans le traitement d'une dame qui, après un accouchement laborieux, eut d'abondantes hémorrhagies. A l'époque de la menstruation, à cause du désordre dont on vient de parler, cette dame est sujette à des pertes considérables; l'eau Binelli, introduite dans le vagin et mise en contact avec la matrice par des injections, a toujours fait cesser l'hémorrhagie.

En foi de quoi, etc.

Naples, 22 octobre 1829.

Signé : Camille DECALDANO.

L'eau artérielle de feu le docteur Fidèle Binelli a été expérimentée pendant la vie de l'auteur par un grand nombre de professeurs, médecins et chirurgiens, dans le but d'arrêter toute fluxion sanguine provenant de causes intérieures ou de lésions de continuité externes. Après le décès du docteur Binelli, on regrettait la perte d'un médicament si énergique ; mais, grâce à MM. Pironti et Ferrari, nous avons maintenant l'eau Binelli, préparée par eux, qui possède les mêmes qualités que celle de l'inventeur. L'ayant en effet expérimentée pour mon compte sur des moutons maintes et maintes fois, en coupant à ces animaux les artères carotides, crurales et subaxillaires, je suis toujours parvenu à arrêter toute hémorrhagie au moyen de cette Eau, au très-grand étonnement de ceux qui ont assisté aux expériences. Je m'en suis servi aussi, moyennant une seringue, dans une fluxion sanguine abondante causée par une plaie cancéreuse du col de la matrice chez une dame demeurant rue Sainte-Marie-Ognibene, n° 59. Après l'application de l'eau Binelli, toute perte de sang a été complétement arrêtée. Il faut donc conclure de tout cela que l'eau Binelli, préparée par MM. Pironti et Ferrari, est une découverte très-utile à l'humanité souffrante dans les cas si terribles d'hémorrhagies traumatiques, ou produites par toute autre cause.

Naples, 10 novembre 1829.

Signé : Docteur Félix Giannatasio.

Je soussigné, docteur médecin et chirurgien, certifie que l'Eau balsamique-artérielle de feu le docteur Binelli, préparée par MM. Pironti et Ferrari, a été administrée par moi avec le plus heureux succès dans les cas suivants, savoir:

1° Dans les cas de violentes hémorrhagies de matrice, de nez, d'hémoptysies actives et passives et de toute espèce de blessures ;

2° Dans différentes maladies qui attaquent le système absorbant.

En foi de quoi j'ai signé la présente déclaration.

Naples, 14 août 1830,

Louis LEONE.

Le nommé Charles Médicis, âgé de quarante-neuf ans, de tempérament lymphatique, affecté de tumeurs sur différents points du corps, a été reçu dans l'infirmerie de cet hôpital civil. Le traitement que l'on a regardé comme le plus convenable a consisté en l'ouverture des abcès, et en l'administration à l'intérieur de médicaments antiscrophuleux, qui n'améliorèrent pas beaucoup l'état du malade. Dans la matinée du 3 janvier 1852, pendant que l'on exécutait l'ouverture d'un abcès à l'épaule droite du patient sous le muscle deltoïde, on coupa la ramification deltoïdienne de l'artère acromiale. L'hémorrhagie était abondante et le sang ruisselait avec impétuosité par un jet détaché. On essaya d'arrêter l'hémorrhagie en remplissant de compresses en charpie la cavité de l'abcès, mais un tel moyen ayant été reconnu insuffisant, on croyait indispensable la ligature de l'artère, lorsque quelqu'un proposa l'emploi de l'Eau Binelli; on en remplit aussitôt l'abcès au moyen de compresses de charpie imbibée d'Eau hémostatique Binelli; l'hémorrhagie s'arrêta presque immédiatement. Ce ne fut qu'au bout de quatre heures que l'écoulement du sang recommença de manière à en donner environ deux onces en très-peu de temps. Cet écoulement avait déjà cessé quand on songea pour une plus grande précaution à appliquer sur la blessure des compresses d'eau froide. Aucun accident ne se présenta plus par la suite, et

48 heures après, les bords de la blessure étaient en suppuration.

Les soussignés affirment ce qui a été dit ci-dessus.

Parme, 8 mars 1852.

Signé: Docteur L. Cugini.
Docteur Inzani.
Docteur P. Caggiati.
Docteur L. Motti.

Je soussigné, certifie avoir expérimenté deux fois dans cette clinique médicale de Parme, pendant l'année scolaire 1850-51, l'Eau antihémorrhagique de Binelli préparée par MM. Jules Ferrari et Ce de cette ville. Dans l'un des deux cas, il s'agissait d'une ancienne diarrhée qu'aucun remède n'avait pu vaincre. Le jeune homme qui en était atteint, se voyait réduit aux extrémités par suite d'une maladie dyscrasique mal déterminée. Dans l'autre cas, il s'agissait d'une métrorrhagie copieuse et habituelle, qui ne dépendait point de graves lésions morbides de la matrice, mais plutôt d'un tempérament sanguin assez prononcé de la dame, et peut-être aussi d'une légère hypertrophie cardiaque. L'action astringente du remède se manifesta promptement chez les deux malades, sans qu'il en résultât le moindre trouble à l'estomac ou la plus petite irritation aux parties dans lesquelles on le porta, moyennant injection. Et quoique le premier malade ait dû succomber plus tard à la maladie principale dont il était atteint, cependant par l'usage de cette Eau si efficace, le symptôme si dangereux que j'essayais de vaincre disparut comme par enchantement. La personne malade de métrorrhagie guérit en très-peu de temps.

Par ces deux faits, il me semble avoir suffisamment confirmé la bonté de ce nouveau médicament, qui sera employé par moi avec confiance dans d'autres cas analogues.

Parme, 27 novembre 1851.

Signé : CAGGIATI

Professeur de thérapeutique spéciale à la clinique médicale.

Parme, le 15 avril 1852.

Louis Zinelli de Colecchio, agriculteur, âgé de soixante-dix ans, fut blessé, en mars dernier, d'un coup de hache à l'index gauche; peu de sang jaillit de la blessure parce qu'on l'avait arrêté au moyen d'un bandage bien serré. Au bout de très-peu de temps, le doigt enfla et devint tellemeut doulourenx qu'on fût obligé de recourir aux cataplasmes émollients. Vingt-quatre heures après cette application, une personne étrangère à l'art comprima fortement le doigt, d'où sortirent quelques gouttes d'une matière noirâtre; mais le gonflement qui se produisit à l'instant et la douleur qui survint furent tels que le patient dut avoir recours à une personne de l'art. En effet, le malade se transporta chez le soussigné qui, après avoir vu la fluctuation du doigt, déjà devenu d'une couleur rouge foncée, n'hésita pas à y donner un coup de lancette. L'étonnement fut grand lorsqu'on vit, au lieu de matière purulente, le sang qui jaillissait en quantité assez grande pour déterminer en peu de temps l'évanouissement du malade. Tous les moyens ordinaires ayant été employés en vain pour arrêter l'hémorrhagie, on eut recours à l'Eau Binelli préparée par M. Jules Ferrari et Ce, et la simple application de cette Eau arrêta la perte sanguine, et le malade, en trois jours, fut parfaitement guéri.

Signé: P. TERZI.

Médecin ordinaire de la Charité.

Une jeune mariée, par suite d'une métrite très-grave qui devint chronique et ne fut guérie qu'au bout de plusieurs mois, se vit attaquée par des hémorroïdes qui la tourmentaient plus ou moins, et qui après quelque temps, commencèrent à verser du sang. Ces pertes sanguines, au commencement rares et peu abondantes, ne firent aucune impression sur la malade, qui n'eut recours à aucun moyen thérapeutique pour les arrêter. Mais, par la suite, les pertes devinrent tellement abondantes qu'elles produisirent un état d'affaiblissement considérable. On conseilla à la malade de faire usage à l'intérieur de l'Eau Binelli Je consentis, avec plaisir, à ce traitement qui m'offrait les moyens d'en constater les effets. Je puis donc affirmer en toute vérité, qu'après avoir fait usage de plusieurs bouteilles de cette Eau, la malade se trouva délivrée de son indisposition pendant cinq à six mois. Comme elle avait abandonné le traitement par l'Eau antihémorrhagique, la fluxion des hémorroïdes reparut. J'étais absent, un autre médecin fut appelé, qui entreprit le traitement de cette dame, et depuis lors, je n'en ai plus eu de nouvelles.

Parme, 15 janvier 1852.

Signé : Charles Cugini.
Médecin ordinaire de l'hôpital.

La dame qui forme le sujet du rapport que l'on vient de lire a été traitée de nouveau par le soussigné, et, quoique dans les premiers jours l'hémorrhagie eût repris, elle se montra en si faible quantité, que l'Eau Binelli ne fut point nécessaire pour l'arrêter. Les indispositions auxquelles cette dame a été sujette par la suite, n'ont aucun rapport avec les pertes de sang précédentes.

Signé : L. Caggiati,
Prof. de thérapeutique spéciale et de clinique médicale.

Dans le mois de juin, Antoine Giovanelli, âgé de 50 ans, garde-malade à l'infirmerie de l'hôpital de Parme, ayant cassé une vitre, en rapporta une blessure à l'extrémité inférieure de l'avant-bras gauche. Cette blessure, d'un pouce environ, avait les bords dentelés, et, au fond, on y voyait à nu les téguments de l'artère radiale. La blessure ayant été essuyé, et ayant coupé un filet nerveux en partie déchiré, on appliqua sur la plaie des compresses de charpie imbibées d'Eau Binelli, préparée par Jules Ferrari et Cie, de Parme. Après avoir réuni les bords, on pansa la blessure comme à l'ordinaire. Au moment même du pansement, l'hémorrhagie des vaisseaux cessa, et le blessé ne ressentit qu'une légère cuisson qui cessa quelques minutes après.

Le troisième jour, on ôta les compresses et la blessure était cicatrisée; tandis que les autres petites blessures, sur lesquelles on n'avait pas appliqué l'Eau Binelli, n'étaient pas encore fermées.

Signé : Docteurs INZANI; Ludovic PEZZIGA.

Parme, 29 août 1851.

Thérèse Follezzari, de Parme, âgée de trente-huit ans, mère de six enfants, ayant toujours joui d'une bonne santé, fut saisie, en avril dernier, à l'époque de la menstruation, d'une hémorrhagie si grave qu'il lui fallut requérir le secours du médecin. Les moyens ordinaires, employés pendant plusieurs jours, furent inutiles. L'usage de l'Eau Binelli à l'intérieur, et par injection dans le vagin, fit cesser la métrorrhagie qui ne reparut plus.

Signé : Carlo CIPELLI.

Professeur d'anatomie et de physiologie humaines.

Parme, 3 janvier 1852.

Ladite Follezzari a déclaré aujourd'hui au soussigné que, depuis l'époque où la métrorrhagie avait cessé jusqu'à ce jour, la menstruation a toujours été régulière.

Signé : Docteur Carlo Cipelli.

Parme, 17 septembre 1851.

Il y a quatorze jours, Thérèse Cipelli, fille du soussigné, âgée de quatorze ans, s'enleva d'un coup de couteau tout le corps de l'ongle du médium de la main gauche, et, avec l'ongle, une couche du plexus vasculaire sous-jacent. De cette blessure le sang sortit à larges flots. J'appliquai des compresses de charpie imbibée d'Eau Binelli préparée par M. J. Ferrari et Cie, de Parme ; l'hémorrhagie cessa à l'instant et fut suivie d'un évanouissement occasionné par une forte sensation de cuisson. Après quelques heures, la blessure fut pansée moyennant l'application de compresses trempées dans de l'eau hémostatique; on remplaça plus tard ces compresses par des bandelettes enduites d'onguent rosat. En moins de quinze jours la blessure était tout à fait guérie sans qu'il se manifestât jamais aucun signe d'inflammation ; l'ongle se compléta dans la période ordinaire.

Signé : Docteur Charles Cipelli.

Parme, 8 novembre 1852.

Un commissionnaire, en refermant la grille en fer du soupirail d'une cave, eut le bout de l'index pris entre cette grille et le mur. Il en résulta exportation nette de l'extrémité pincée, large blessure et forte hémorrhagie artérielle. On traita la blessure matin et soir par de l'Eau Binelli. A la première application, on obtint la cessation presque complète de l'hémorrhagie, et le quatrième jour la cicatrisation de la blessure était achevée.

Signé : Charles CUGINI,
Chirurgien ordinaire de la 2e division chirurgicale de l'hôpital Majeur.

A. CUGINI,
Élève assistant.

Madeleine Rainieri, âgée de quarante-cinq ans, affectée d'une fièvre intermittente par suite d'une énorme hypertrophie de la rate qui lui donnait déjà l'aspect d'une femme de soixante ans, fut reçue à l'hôpital le 20 octobre dernier. Après quelques jours, on lui découvrit une grosse tumeur au milieu de la cuisse gauche, tumeur formée par une matière purulente accumulée sous les muscles. Au bout de quelques jours, pendant l'accès de la fièvre, la surface de la tumeur se couvrit d'une mince couche noirâtre, effet de la *mortification*. On la traita par l'Eau Binelli, préparée par J. Ferrari et Cie, de Parme, en l'introduisant dans le creux de la tumeur, au-dessus de laquelle on entretenait de la charpie imbibée dans cette même eau. Après douze heures, ayant levé l'appareil, on trouva la surface de la plaie en grande partie ravivée. On renouvela l'application de l'Eau, et, après douze autres heures, toute tendance gangréneuse avait disparu. La plaie était couverte d'un léger suintement jaunâtre. On soumit la malade à l'action du nitrate d'argent et la guérison ne se fit pas longtemps attendre.

Signé : L. MOTTI;
INZANI.

Jean Benassi, âgé de cinquante-deux ans, agriculteur,

avait, depuis plusieurs années, de grosses varices à la jambe droite, lorsqu'au printemps de 1849 il se manifesta une enflure limitée avec rougeur et démangeaison douloureuse à la partie antérieure du tiers inférieur de la même jambe. Les topiques émollients ne réussirent qu'à circonscrire l'inflammation, et l'abcès s'ouvrit de manière à donner naissance à une plaie qui, pendant deux ans environ, résista à tous les traitements employés par plusieurs médecins du grand hôpital de la ville de Parme. Lorsque le soussigné, vers la fin de la mi-octobre 1831, examina la plaie, elle présentait les caractères suivants :

1° Elle avait une forme circulaire du diamètre d'un pouce et demi ;

2° Les bords quelque peu renversés à l'extérieur étaient calleux et d'un aspect *lardacé* ;

3° Le fond de couleur cendrée, tacheté de points noirs, et appuyé sur les muscles extérieurs des doigts du pied ;

4° Il en suintait une humeur subtile légèrement fétide ;

5° Le malade accusait de temps en temps des douleurs aiguës dans l'intérieur de la plaie, qui parfois l'empêchaient de dormir ;

6° Les deux tiers inférieurs de la jambe, un peu gonflés, étaient durs, polis, et d'une couleur livide.

L'application de l'Eau Binelli, préparée par M. Jules Ferrari et Cie, de Parme, fit disparaître tout aspect gangréneux de la plaie et calma les douleurs ; en continuant cette application pendant trois semaines à peu près, la plaie offrit une telle vigueur de granulation qu'il fallut l'emploi du nitrate d'argent pour en favoriser la cicatrisation complète.

Parme, 3 janvier 1852.

Signé : Charles CIPELLI,
Prof. d'anatomie et de physiologie à l'université royale de Parme.

Louis Grandi, âgé de vingt-sept ans, d'une constitution robuste, tempérament sanguin, vers la fin de l'année 1846, reçut une blessure avec déchirement et contusion à peu près au milieu de la jambe droite, du côté de la face interne du tibia. Il fallut cinq mois avant que la blessure fût fermée, et il resta à la place une cicatrice rouge très-sensible et proéminente. Un an après, sur ce même point, il se forma une plaie peu douloureuse qui donnait facilement du sang et produisit une augmentation de volume et un durcissement de la peau. Cette plaie n'étant pas bien douloureuse le malade se contenta pendant longtemps de la panser simplement. Entré dans la salle de clinique chirurgicale le 15 janvier 1852, la plaie présenta les caractères suivants :

Forme irrégulièrement carrée, bords très-durs et calleux, hauts de plus d'un demi-pouce et tendant à se renverser ; tout le fond était recouvert d'une grosse croûte molle, noirâtre, d'où suintait par transudation un hycore subtil, noirâtre, très-fétide. Les deux tiers de la jambe et le pied avaient acquis un volume extraordinaire, dû en partie à l'hypertrophie considérable de la peau qui était dure à la surface, inégale et couverte au dessous de la plaie d'escarres noirâtres, fort adhérentes au derme, en partie au tibia, grossi par un grand nombre d'exostoses. Deux applications simples, émollientes, suffirent pour détacher les escarres qui, une fois ôtées, laissèrent voir de volumineuses granulations pâles et consistantes. Le 20 janvier, voyant combien il y avait peu à espérer des traitements ordinaires, je voulus tenter l'emploi de l'Eau Binelli. A cette époque, les dimensions de la blessure étaient les suivantes : diamètre vertical 3 pouces et 2 lignes, diamètre transversal 2 pouces et 2 lignes, diamètre oblique presque 5 pouces. Une amélioration surprenante fut observée vingt-quatre heures après l'application de l'Eau Binelli. En peu de jours, la plaie avait rapidement marché vers la cicatrisation, et le 6 février, après huit applications, on put constater les changements suivants : Le diamètre vertical réduit à 2 pouces et 3 lignes, le transversal à 1 pouce 5 lignes, l'oblique à 3 pouces et 8 lignes. Les bords et surtout le bord postérieur qui était haut de 8 lignes, avaient baissé et se trouvaient presque au niveau du fond, qui, par l'accroissement trop rapide des granulations, les dépassait sur quelques points. La sécrétion purulente était de la meilleure qualité, les granulations minces, rouges, fibrineuses. On passa alors à la cautérisation avec le nitrate d'argent, en suspendant l'usage de l'Eau Binelli, que l'on fut obligé de reprendre bientôt, attendu la longueur remarquable de la plaie et l'engorgement des bords. Le 10 février, les diamètres avaient les dimensions suivantes : le diamètre transversal 10 lignes, le vertical 1 pouce 9 lignes, l'oblique 2 pouces et 9 lignes. Au commencement de mars, la plaie devint rouge et douloureuse, la suppuration se trouva supprimée ; ensuite la jambe et la cuisse se gonflèrent en se couvrant de lignes rouges longitudinales ; les glandes inguinales étaient enflées et sensibles, et le long de la saphène intérieure on sentait une enflure longitudinale tendue et douloureuse ; la fièvre survint, et le sang tiré était couenneux. Cette angio-leucite fut traitée par la méthode anti-phlogistique, et donna naissance à plusieurs petits abcès à la jambe et à la cuisse. Seulement, vers la moitié dudit mois, tous les phénomènes de l'inflammation avaient disparu, le travail de la cicatrisation, qui s'était arrêté, avait repris de la vigueur, et le rapprochement des bords de la plaie recommença, quoique un peu retardé par l'exiguité de la peau et par l'apparition de petits ulcères dont la reproduction fut empêchée par l'Eau Binelli. A la suite de ces accidents, la cicatrisation complète de la plaie s'effectua à la fin du mois de mai. En même temps, et par degrés, diminuèrent les exostoses du tibia et la tuméfaction cutanée ; ainsi, en quatre mois à peu près, on obtint avec ce remède la guérison d'une plaie qui, pendant presque quatre ans, par son caractère gangréneux et par les altérations considérables qu'elle avait produites dans les os et dans la peau, menaçait de si près l'existence du malade et conseillait presque l'amputation de la jambe.

Signé : L. Gherardi.

Guérison d'une plaie à la jambe droite, obtenue dans l'espace de peu de jours, par l'application de l'Eau Binelli, préparée par MM Jules Ferrari et Cie, à Parme.

Dans le mois de juin 1851, M. Louis Négri, employé des finances, me fit appeler pour une plaie qu'il avait à la jambe droite et qui affectait précisément le grand poplité. La plaie avait un aspect scorbutique ; elle était très-superficielle avec une grande tendance à s'étendre ; en effet, lorsque j'entrepris le traitement, elle avait un diamètre de 8 lignes, et, après une semaine pendant laquelle j'employai les topiques astringents et toniques, elle avait acquis une largeur de 2 pouces. Ayant reconnu l'inutilité de ces traitements, et m'étant même aperçu que la plaie empirait en acquérant des caractères gangréneux, je me décidai à employer l'Eau Binelli, qui réussit au-delà de mon attente. Douze applications de charpie imbibée de cette eau guérirent complétement cette plaie dans l'espace de trois jours.

Je reconnus l'amélioration tout de suite après la première application ; ayant ôté la charpie, j'observai qu'elle était imprégnée d'une pourriture épaisse et peu abondante; que la couleur de la plaie, auparavant noirâtre, était devenue d'un rouge légèrement foncé ; la sécrétion était séreuse, sanguine et quelque peu fétide ; à la quatrième application, la sécrétion presque nulle et la plaie d'une belle couleur rosée. Les applications suivantes amenèrent graduellement l'essication, puisque la plaie intéressait seulement le derme.

Parme, 15 novembre 1851.

Signé : RAYNAUD,
Chirurgien.

Guérison d'une plaie sinueuse sur un individu scrofuleux produite par l'Eau Binelli.

Guillaume Zaccordi, de Baganzoline, deux mois après la guérison d'une tumeur scrofuleuse au genou droit, fut attaqué au côté intérieur du même genou par un petit phlegmon, qui après suppuration laissa une plaie qui devint cancéreuse, et qui, quoique convenablement traitée par le médecin de la commune, devenait toujours plus profonde. On eut recours à moi; quarante jours après l'ouverture spontanée de l'abcès, ayant sondé la plaie, je trouvai qu'elle avait obliquement deux pouces de longueur, qu'elle était fort douloureuse et donnait une matière très-liquide et sanguine. Je donnai à ce pauvre homme une fiole d'Eau Binelli du poids de deux onces tout au plus, et je lui conseillai d'en introduire dans la plaie, quatre fois par jour, avec un petit tampon de charpie. Il suivit mon conseil, et après huit jours étant revenu chez moi, je trouvai que le creux était totalement rempli d'une bonne granulation et qu'il ne restait qu'une plaie superficielle, dont la simple application de charpie sèche amena bientôt la guérison. Dans ce cas aussi le pus avait changé subitement de nature et à la première application de l'Eau Binelli la plaie était devenue moins douloureuse.

Signé : M. RAINAUD.
Chirurgien.

Parme, 12 juillet 1852.

A madame Albertini, de Parme, affectée depuis plusieurs mois d'un cancer ouvert à la mamelle, on conseilla l'usage de l'Eau Binelli. Elle en continua l'application pendant plusieurs semaines. Durant l'emploi de ce remède, j'ai pu constater les phénomènes suivants;

1° La matière *hycoreuse* qui s'écoulait de la plaie avant l'application de l'Eau Binelli diminua de quantité, et changea de manière à acquérir les qualités du pus ordinaire.

2° Toutes les douleurs que la malade ressentait à la plaie cessèrent, en sorte que, interrogée là-dessus, elle répondait ne pas s'apercevoir d'être malade.

Bien que l'apparence de la plaie fût améliorée de beaucoup, comme elle ne paraissait pas se disposer à la cicatrisation, l'endurcissement des glandes sub-axillaires persistant toujours, je me déterminai à exécuter l'exportation des parties malades et l'opération fut suivie du succès le plus heureux.

Si les faits dont nous venons parler se vérifiaient dans tous les cas de cancer ouvert, l'art de guérir aurait acquis dans l'Eau antihémorrhagique Binelli un remède très-précieux pour tous les cas où cette terrible maladie ne peut admettre un traitement radical.

Signé: C. Cugini,
Médecin ordinaire de la 2e division chirurgicale, dans le Grand Hôpital

Oliva Ilari, domiciliée à Marra, de tempérament lymphatique, à partir de sa dix-neuvième année avait toujours été parfaitement réglée. Il y a trois ans, elle s'aperçut qu'il lui venait sur le nez des petits tubercules d'une couleur rougeâtre qui, après suppuration, livraient passage à une certaine quantité de sang mêlé de pus, tout en lui donnant des démangeaisons insupportables. D'autres tubercules se formèrent ensuite sur les parties internes du nez, et spécialement sur la division des narines, qui commençait à se ronger. Ayant eu recours inutilement à un médecin, elle fut reçue à l'hôpital de Parme où elle resta pendant deux mois et demi; mais elle en sortit dans le même état qu'auparavant. Elle se présenta chez moi vers le milieu du mois de mai 1852. Je considérai cette maladie comme un chancre herpétique, ou *lupus vorax*, ou *Hestiomène térébrante*. Je conseillai de suite l'Eau Binelli, et j'appris à la malade la manière d'en faire usage, lui recommandant de revenir aussitôt le premier flacon d'Eau fini. Quel fut mon étonnement lorsque je vis la plaie tout-à-fait changée, les fungosités et les tubercules disparus, le pus qui en sortait, devenu d'une qualité meilleure; et, ce qui me consola le plus, le mal arrêté, et ne menaçant plus de destruction la paroi du nez. J'exhortai cette femme à continuer l'usage de l'Eau Binelli et je la fis rester chez moi près de quatre semaines, pendant lesquelles j'eus le temps de constater l'efficacité incontestable de l'Eau hémostatique. En l'appliquant sur la plaie, celle-ci se couvrait en peu de temps d'une couche blanchâtre qui se détachait le jour après lorsqu'on enlevait la charpie, et laissait voir le fond de la plaie d'une belle couleur rosée, poli, recouvert de petits boutons charnus. Des mesures prises avec un *speculum* gradué m'ont permis de constater ligne par ligne le rapprochement des bords de la plaie qu'avec cette Eau j'ai amenés à une soudure complète. Maintenant je puis affirmer avoir vu la malade, il y a vingt jours, parfaitement guérie ; la mucosité est revenue à l'état normal et l'haleine passe librement par le nez. Il n'y a pas jusqu'à la couleur livide de la partie extrême du nez et de la lèvre supérieure, près des narines, qui n'ait complétement disparu.

Berceto, 9 février 1853.

Signé : PIZZETTI.

A la requête de M. Jules Ferrari, héritier de M. Binelli et possesseur du secret de la composition de son Eau hémostatique, je soussigné, Alexis Lemoigne, vétérinaire, ex-professeur de dissections anatomiques à l'Institut vétérinaire de Parme, ai tiré du journal des maladies et des notes que je tiens sur les cas pratiques qu'il m'arrive de constater, les observations suivantes :

Premier cas. Art. 29 de 1851.

Une vache maigre de neuf ans, appartenant à M. Pierre Balestrieri de Parme, fut opérée par moi en perforant le vagin pour en faire sortir de 17 à 18 livres d'un liquide purulent très-fétide qui avait déterminé des contractions spasmodiques de la matrice. Seize jours après l'opération, un abcès méthastatique s'étant déclaré entre le vagin et la vessie, j'ai fait sortir le pus en pratiquant une incision au plan inférieur du vagin, sur une longueur de 4 pouces. — Quatre jours après, l'animal présentait les symptômes suivants :

Maigreur, poil hérissé, pouls petit et fréquent, diarrhée, grincement de dents, grande envie de manger. L'abcès pouvait contenir le poing fermé, ses parois étaient dures, inégales, recouvertes d'excroissances charnues. Une grosse bride le traversait d'avant en arrière; à gauche, une sinuosité étroite verticale se dirigeait vers le bas en côtoyant l'urètre. — Le pus très-fétide, d'une couleur vineuse, était une vraie pourriture gangréneuse. Il se détachait des plaques grises de tissu cellulaire gangrené.

Après avoir essayé d'arrêter les progrès de la gangrène en appliquant sur la plaie des étoupes imbibées tantôt de teinture alcoolique hydratée d'arnica, tantôt de teinture d'assa fœtida, tantôt d'une solution de nitrate d'argent, sans en obtenir aucun bon résultat ; j'eus enfin recours à des étoupes imbibées d'Eau Binelli (vingt-cinq jours après le commencement du traitement, huit après l'ouverture de l'abcès) ; douze heures après, le pus était tout-à-fait normal et la formation des plaques gangréneuses avait cessé. Ayant renouvelé le traitement toutes les douze heures, aucun symptôme de gangrène ne se montra plus. Le jour d'après, le creux était réduit au volume d'un œuf. Le troisième jour, la bride avait adhéré à la paroi. Vingt-huit jours après l'ouverture de l'abcès, l'animal était parfaitement guéri.

Signé : Alexis Lemoigne.

Deuxième cas. Art. 45 de 1851.

Une jument baie âgée de vingt ans, maigre, de haute taille, de tempérament irritable, appartenant à M. Dominique Missorini, de Parme, hors d'usage à cause de courbature chronique de l'art antérieur gauche, courbature qui était due aux contractions des muscles fléchisseurs épicondilo-phalangien et radium-phalangien, avec dépôts fibrineux autour des tendons des dits muscles.

Le 18 février 1851, j'ai pratiqué la thénotomie des deux tendons par la méthode Bernard. — Six jours après commença à s'écouler par la blessure une sérosité sanguine mousseuse et légèrement fétide. Le dixième jour, le pus était grisâtre et très-fétide. — Au quatorzième jour du traitement, vu l'inefficacité des divers moyens employés pour combattre la gangrène, et craignant la carie des extrémités des tendons, j'ai employé l'Eau Binelli. Douze heures plus tard, la qualité du pus était déjà meilleure ; après deux jours la plaie était dans un état normal. Ensuite, l'animal ayant fait des mouvements violents, l'écoulement fétide avait reparu, et les bouts tendineux s'étaient éloignés en déchirant les filaments qui les réunissaient. Ayant appliqué de nouveau l'Eau Binelli, le quarante-cinquième jour du traitement, l'animal était guéri et remis parfaitement d'aplomb. — La jument a été remise au travail qu'elle n'a plus quitté. On l'a vendue 15 nap. d'or. — Elle peut aisément trotter et courir au galop sous l'attirail ou sous la selle.

En foi de quoi, etc...

Signé : Alexis LEMOIGNE.

Parme, 18 février 1853.

Je déclare avoir fait usage de l'Eau Binelli dans la fièvre muqueuse des chiens (*cimorro canino*), et l'avoir trouvée efficace dans cette maladie, spécialement dans les cas où la diarrhée tend à se déclarer. Au commencement du mal, lorsqu'il n'y a qu'un simple écoulement muqueux des narines, j'ai pu obtenir deux guérisons. — Le nombre borné des cas où j'ai essayé ce traitement m'empêche de donner de plus grands détails. — J'ai remarqué qu'il est utile de verser dans les fosses nasales l'Eau Binelli plusieurs fois par jour, ayant auparavant injecté de l'eau simple pour les nettoyer. L'application de l'Eau Binelli doit être continuée pendant plusieurs jours.

En foi de quoi, etc...

Signé : A. Lemoigne.

RÉSULTATS

D'EXPÉRIENCES

Faites à Parme sur l'action de l'Eau Binelli

Parme, 9 février 1851.

Première expérience.

Les soussignés étant présents, M. le docteur Jean Inzani a mis à découvert, sur une longueur de quatre centimètres, la carotide première droite d'un agneau. Après avoir lié ce vaisseau sur deux points distants l'un de l'autre de presque trois centimètres, il a pratiqué avec le bistouri une coupure longitudinale d'un centimètre et demi de longueur sur la partie étranglée de l'artère. Ayant vidé de sang l'espace compris entre les deux ligatures, il remplit le creux avec de la charpie imbibée d'Eau Binelli, préparée par M. J. Ferrari et Cie, de Parme.

Pendant les premières vingt-quatre heures, sans toucher à l'appareil ni à la charpie, on mouilla cette dernière plusieurs fois de suite par des aspersions d'eau anti-hémorrhagique.

La blessure fut visitée trois heures après les vingt-quatre;

la surface de la plaie était très-pâle et couverte d'une espèce de membrane mince d'un blanc perlé et transparent. Les ligatures ayant été enlevées, on a vu la circulation reprendre son cours sans qu'il soit sorti de la blessure une seule goutte de sang; ses bords étaient solidement adhérents.

Parme, 14 février 1854.

Deuxième expérience.

Sur la carotide principale gauche du même agneau, on pratiqua la même opération, à cela près que la coupure fut faite très-obliquement à l'artère.

Une heure et demie après l'opération, on ôta les ligatures de l'artère, la circulation reprit son cours, sans qu'il soit sorti de la blessure une seule goutte de sang.

Dans le premier aussi bien que dans le second cas, on a continué l'usage de l'Eau Binelli sur les blessures pendant dix-huit jours, après quoi on a tué l'animal. Voici ce que l'on a trouvé à l'autopsie :

1° Plaie très-languissante, blanchâtre, à parois de consistance presque lardacée ;

2° Dans toute l'étendue des carotides mouillées par l'Eau Binelli, un dépôt blanc crépitant à la coupure et d'une consistance squirreuse ;

3° L'artère entière oblitérée sur toute l'étendue dudit dépôt :

4° La membrane intérieure et la moyenne de l'artère, déchirées à l'endroit des ligatures ;

5° Dans l'espace compris entre les deux ligatures, on pouvait voir un filament grumeux très-délié.

Signé : Prof. L. CIPELLI ; docteur P. ZIMMER ; INZANI ; E. BOTTI ; docteur A. PORCELLI ; docteur S. PIOSELLI ; P. CAGGIATI.

Action de l'Eau Binelli sur les tissus cellulaires.

Pour pouvoir dire comment l'Eau Binelli agit sur les corps vivants, il serait nécessaire avant tout que l'analyse chimique nous donnât des connaissances positives sur les principes chimiques qui jouent un rôle dans sa composition. Jusqu'à présent, la science ne pouvant pas nous fournir les matériaux nécessaires pour guider le jugement du médecin, il faut se borner à l'observation des phénomènes et des changements que cette Eau produit sur l'organisation animale en examinant les faits constatés par des expériences instituées en Italie et en France, dans le but de résoudre cette question : quelle action l'Eau Binelli exerce-t-elle sur l'organisme animal ?

Quoiqu'un grand nombre de faits prouvent la salutaire efficacité de cette Eau, même dans les maladies internes, spécialement dans les hémorrhagies, cependant afin d'avoir un *criterium* précis de son action thérapeutique, nous avons rapporté de préférence le cas de lésions extérieures, parce qu'ils se prêtent plus aisément à l'observation, et parce que les résultats en sont plus certains et plus évidents.

I.

Action de l'Eau Binelli sur les parties saines.

1° L'Eau Binelli versée sur le sang à peine tiré et recueilli dans un vase, ne présente à l'œil nu aucun sensible changement ni à l'instant même du mélange, ni quelques temps après ;

2° Sur de forts caillots sanguins qui, depuis vingt-quatre heures, remplissaient le fond d'une profonde blessure, au *scrotum*, par où l'on avait exporté le *dydime*, l'on versa de l'eau Binelli et l'on maintint des linges mouillés de ce liquide dans l'intention d'arrêter l'hémorrhagie qui s'était renouvelée ; mais ni l'hémorrhagie ne s'arrêta, ni le sang sortant, ni celui qui s'était coagulé ne changèrent d'aspect.

3° Les blesssures ou les plaies bien lavées, soit sur l'homme, soit sur les animaux, étant mouillées avec de la charpie imbibée de l'Eau Binelli, on voit que, peu de temps après, les parties touchées par ce liquide se couvrent d'un voile transparent d'une couleur blanc-perle, et que le sang ne s'échappe plus de la blessure.

4° Vingt-quatre heures après, ce voile devient plus opaque et prend une couleur rougeâtre cendrée. Soulevé sur un point avec une petite pince, si on le tire en sens opposé, ce voile se détache en entier en présentant à sa partie inférieure l'empreinte de la surface des tissus qu'il couvrait, et cela sans que l'hémorrhagie se renouvelle.

5° Si l'application de la charpie imbibée d'Eau Binelli sur les vaisseaux veineux et artériels est continuée pendant quinze jours, on observe ce qui suit :

a) Notable diminution du calibre des vaisseaux, accompagnée d'épaississement et d'induration des parois.

b) Le tissu cellulaire avoisinant la membrane extérieure du vaisseau sur tout l'espace baigné par l'Eau Binelli, devient le siége d'une tumeur blanche, dure, de la consistance du lard et criant sous le bistouri. Une portion quelconque de la tumeur étant mise en macération dans de l'Eau, on la voit se changer en une substance de consistance et d'aspect gélatineux ;

6° Les bords de la blessure, soit sur les parois des vaisseaux, soit sur tout autre tissu, se réunissent sans accompagnement d'injections sanguines dans la partie, qui reste peut-être plus pâle que les parties voisines ;

7° Les bords des blessures sont réunis par le prolongement du voile dont nous avons parlé à l'art. 3, qui adhère à la surface de contact comme le ferait de la colle de poisson ;

8° Pendant les premiers cinq ou six jours après l'application de l'Eau Binelli, la blessure est toujours pâle, baignée par une humeur subtile et, en apparence, un peu granuleuse ;

9° Si l'on prolonge l'application de l'Eau pendant quinze ou vingt jours, la blessure devient sèche, d'une couleur blanc-cendré, et ses bords grossis et indolents sont un peu retournés en dehors.

10° Lorsque la blessure est réduite aux conditions indiquées dans le précédent paragraphe, si l'on suspend l'usage de l'Eau Binelli, au bout de deux ou trois jours la blessure devient le siége d'un procédé régulier de suppuration qui, abandonné à lui-même, donne lieu à la formation de bourgeons charnus et amène en peu de temps la cicatrisation de la blessure.

11° Avant de pratiquer des incisions de toutes formes et de toutes dimensions sur les artères, celles-ci étaient, pendant quelques instants, assujetties à des actions mécaniques, (ligatures, bandages, etc.), afin d'empêcher que le sang sortant ne repoussât l'Eau balsamique, ainsi que les bords de la blessure du vaisseau. Les ligatures ou les bandages étant enlevés et la circulation ayant repris son cours, il ne s'echappe pas même une goutte de sang de la blessure. L'application de cette Eau détermine une soudure très-rapide des bords de la plaie, en amenant la cicatrisation de la membrane interne et externe. Au bout de dix ou de vingt jours, si l'on fait la dissection de l'animal, on trouve constamment que l'artère soumise à l'expérience a été oblitérée tout le long de l'espace occupé par la tumeur de tissu cellulaire dont on a fait mention au § 5. La ligne centrale de l'artère oblitérée renferme un filament consistant de couleur rouge.

II.

Action de l'Eau Binelli sur les blessures récentes.

12° La blessure étant bien lavée et dégagée du sang et de tout corps étranger, si l'on met ses bords en contact ou si on les rapproche le plus possible en y appliquant l'Eau Binelli, on les voit se souder par première intention beaucoup plus promptement que dans les cas ordinaires et sans que, dans la blessure ou dans ses environs, il se présente la moindre apparence d'inflammation des vaisseaux.

III.

Action sur les parties malades et sur les anciennes plaies infectes et rebelles aux moyens les plus usités.

13° Vingt-quatre heures après l'application de l'Eau, la surface de la plaie est mouillée par un pus de bonne qualité, les bords de la plaie deviennent rouges et s'abaissent vers le fond. Ensuite le fond même de la plaie devient rouge par la formation de petits bourgeonnements charnus, qui en peu de temps le comblent et en déterminent la cicatrisatiou,

14° Il est arrivé plus d'une fois qu'en mouillant trop souvent la plaie avec l'Eau Binelli, ou en continuant trop longtemps l'usage de ce liquide, le pus cessa, pour donner lieu à une suppuration séreuse incolore qui rendit le traitement inactif. Dans ce cas, la suspension temporaire de l'eau hémostatique et le traitement sec simple ramène l'activité de la plaie; si cette activité devenait trop forte, elle serait réduite à l'état convenable par l'usage modéré de l'Eau Binelli.

IV.

Action de l'Eau Binelli sur les plaies gangréneuses.

15° Les bords de la plaie étant couverts de charpie imbibée d'Eau Binelli, on les voit au bout de trente ou quarante heures, devenir rouges, et se couvrir d'une suppuration de bonne nature. En peu de jours, l'escarre gangréneuse donne lieu à des excroissances charnues, qui favorisent la cicatrisation de la plaie, après quoi cette escarre se resserre et se détache.

V.

Action de l'Eau Binelli sur les plaies cancéreuses

16° Dans les salles de clinique chirurgicale et dans la seconde division de chirurgie des infirmeries de l'hôpital civil de Parme, on a recueilli des faits qui prouvent l'utilité de l'Eau Binelli dans ces sortes d'affections. La description de ces faits et les attestations des médecins et des chirurgiens ont été indiquées dans les pages précédentes.

Les considérations exposées dans ce paragraphe ont

rapport aux faits observés dans le traitement d'un squirre à la mamelle qui avait passé à l'état de cancer ouvert. La description de cette maladie a été rédigée le 19 avril 1852, par le médecin consultant, M. le professeur Charles Cipelli, elle a été publiée dans la *Gazette Officielle de Milan* (1).

Madame Angiola Albertini, de Parme, de tempérament lymphatique, à l'époque où l'âge amena la cessation des règles, s'aperçut de l'apparition d'une petite tumeur dure et indolente à la mamelle droite. Cette tumeur examinée par une personne de l'art, fut jugée de nature squirreuse, à ses caractères et à l'inutilité des moyens employés pour la résoudre. On proposa l'extirpation, mais un avis contraire en empêcha l'exécution.

En attendant, la tumeur augmentait de volume et dans le cours de deux ans tout le corps de la mamelle fut envahi par la tumeur même, qui présentait tous les caractères du squirre.

J'ai visité, pour la première fois, la malade vers le milieu d'avril du mois dernier. A cette époque la tumeur était depuis deux mois à l'état de cancer ouvert. En considérant que pour le squirre ainsi transformé, les moyens que la pratique la plus éclairée emploie habituellement, sont tout à fait inutiles, et même qu'il y a peu à espérer de l'ablation de la tumeur, et ayant observé pendant presque trois ans dans un grand nombre de cas de plaies gangréneuses et cancéreuses que l'emploi de l'*Eau Binelli*, préparée par M. J. Ferrari et Cie, de Parme, présente des propriétés très-détersives et qu'en fort peu de temps les plaies cancéreuses sous son action se changent en plaies simples, je

(1) Voir la *Gazette officielle* de Milan du 31 décembre 1852, n° 366.

conseillai l'usage de cette eau à madame Albertini.

Peu de jours après, la plaie large et étendue n'était plus le siége de douleurs aiguës, ni d'écoulement très-fétide, car il en sortait du pus naturel, et la plaie était couverte de petits bourgeonnements charnus. La dureté de la tumeur persistant, quoique la plaie tendît considérablement à se resserrer, à l'emploi de l'Eau Binelli, j'ajoutai un cataplasme de ciguë, qui, continué pendant quelque temps, ramena la plaie aux conditions alarmantes qu'elles présentait d'abord.

Le cataplasme fut donc abandonné, et on continua exclusivement l'usage interne et externe de l'Eau Binelli. — Huit jours seulement suffirent pour faire perdre à la plaie tout caractère cancéreux et permettre ensuite d'espérer une heureuse issue à l'opération, qui fut exécutée peu après par mon excellent collègue, M. le docteur Charles Cugini.

L'opération intéressa la mamelle tout entière jusqu'au dessous de l'extrémité humérale du muscle grand-pectoral, afin d'enlever de cet endroit une autre petite tumeur squirreuse qui avait paru dans les derniers mois de la maladie.

La blessure profonde et très-étendue qui résulta de l'opération, fut traitée exclusivement avec l'Eau Binelli; sa complète cicatrisation s'effectua en moins de temps que cela n'a lieu ordinairement dans les cas semblables. De ce que nous venons d'exposer brièvement sur la maladie et sur le traitement de madame Angiola Albertini de Parme, il me semble que l'on peut déduire les considérations suivantes :

1° Que l'Eau Binelli est un moyen très-actif et préférable aux autres moyens employés d'habitude pour la réduction de toute plaie de mauvaise qualité à l'état de plaie simple;

2° Que sans l'usage de cette Eau, la malade aurait été opérée avec un bien moindre espoir de succès.

3° Qu'en s'associant à d'autres remèdes, l'Eau Binelli se trouve paralysée dans son action.

4° Que, d'après ce qui a été dit dans la première considération, l'Eau Binelli est un médicament puissant pour favoriser la cicatrisation des blessures.

Pour peu que l'on veuille réfléchir, il sera facile de s'apercevoir que l'observation des faits présentés dans cette description de la maladie, et les inductions que l'on en a tirées, soulèvent les questions suivantes :

1° Peut-on mettre en doute l'action de l'Eau Binelli sur l'organisme vivant?

2° Sur quels matériaux organiques l'Eau Binelli agit-elle ?

3° De quelle nature est son action?

4° L'Eau Binelli est-elle un remède préférable aux plus usités dans les maladies où son emploi paraît devoir être conseillé?

1° Que l'eau Binelli agisse sur l'organisme et qu'elle agisse de manière à apporter une modification notable et non commune aux parties qu'elle touche immédiatement, il est facile de s'en convaincre d'après ce qui a été dit antérieurement; à savoir que, sous son action, il se forme une nouvelle membrane (§§ 3 et 4); qu'en continuant son usage, l'action vitale de la blessure et de la plaie diminue graduellement, et finit par se neutraliser presque entièrement (§ 9); qu'elle donne une activité réparatrice et cicatrisante aux plaies depuis longtemps inertes (§ 13), qu'en déterminant une action suppurative que nous appellerons *salutaire*, elle favorise la séparation des escarres gangréneuses, et même la cicatrisation des plaies qui avaient résisté à l'action des moyens thérapeutiques les plus connus, ou qui n'auraient cédé que très-lentement aux médications ordinaires (§ 15); qu'elle modifie les plaies cancéreuses en leur donnant un aspect de vitalité normale (§ 16) ; qu'enfin le procédé de cicatrisation des blessures et des plaies s'accomplit dans un temps plus court, n'étant jamais accompagné d'inflammation grave (§§ 6, 7 et 15). Tous ces faits prouvent suffisamment que l'eau Binelli a une action modificatrice sur plusieurs éléments de l'organisme.

II.

Mais les faits que nous avons exposés dans presque tous les précédents paragraphes nous semblent indiquer le principe organique qui ressent de préférence l'action de l'Eau hémostatique. Car il est certain que, ni le sang circulant dans les vaisseaux (§ 1), ni le sang coagulé sur le bord des blessures (§ 2), ni celui qui sort des vaisseaux ouverts (§ 3), ne s'en ressentent pas d'une manière appréciable. La lymphe plastique, au contraire, qui, en véritable *citoblastéme*, arrose continuellement la surface des organes, mise en contact immédiat avec l'Eau Binelli, se condense et se constitue à l'état de membrane qui devient ensuite le siége d'excroissances charnues et de matières réparatrices capables de remplir les vides des plaies et de souder, en les rapprochant, les bords des blessures (§ 7).

Que la lymphe plastique coulant à la surface des organes, et spécialement celle qui mouille les fibres même des tissus, soit le matériel organique modifié par l'Eau Binelli et rendu plus compacte ; nous en avons une nouvelle preuve dans l'épaississement et l'induration des parois des vaisseaux (§ 5), et dans la tumeur de tissu cellulaire qui se forme en proximité de ces mêmes vaisseaux (§§ 5 et 6).

III.

Il ne nous est pas possible de donner une réponse catégorique à la troisième question, c'est-à-dire : « De quelle nature est l'action de l'Eau Binelli? » Car nous ne connaissons point sa nature chimique, et il ne nous a pas été donné d'instituer de bonnes observations microscopiques sur les modifications que la lymphe plastique subit au contact de ce liquide. Cependant nous nous permettons d'émettre une supposition qui est appuyée sur l'analogie, et qui nous semble répondre assez bien aux faits observés. On peut, en bonne logique, rapporter à des causes analogues des effets semblables. La pratique quotidienne nous apprend que, si quelques plaies prennent une bonne tournure et se cicatrisent sous l'application d'emplâtres ou d'autres préparations de nature grasse, d'autres plaies ne donnent les mêmes résultats que par l'usage d'emplâtres et de préparations de nature albumineuse. Nous ne nous étendrons pas à parler de la nature différente des plaies et des raisons scientifiques qui conseillent tantôt l'emploi d'un moyen, tantôt celui d'un autre. Car ce n'est pas là le but de cet écrit, et un chirurgien qui connaît les progrès de l'art de guérir, ne doit pas avoir besoin aujourd'hui que nous lui rappelions les premiers éléments de la science. Nous ferons seulement observer que l'application de l'Eau Binelli nous semble produire les mêmes résultats que donne le mélange de l'albumine avec l'huile ; savoir, la formation de ces petites cellules ou vésicules qui constituent l'élément des nouveaux tissus et aux dépens desquelles ces tissus se reproduisent lorsqu'ils ont été détruits en totalité ou en partie. La formation presque instantanée d'une membrane aux dépens de la lymphe plastique et de l'Eau Binelli, la génération sur la plaie de boutons charnus ; la réunion des bords de blessure, et le remplissage du vide des plaies ; la formation d'abord d'un pus de bonne qualité, et ensuite de granulations charnues, ce sont des faits qui démontrent que l'Eau Binelli exerce une action dynamo-chimique sur les tissus et sur la lymphe plastique, action en vertu de laquelle bon nombre d'éléments organiques se moulent sous de nouvelles formes, et donnent naissance à des productions organiques réparatrices.

IV.

Que l'Eau Binelli soit un remède préférable à ceux qui sont en grande réputation, ce n'est pas chose difficile à prouver, car :

1° Elle produit ses effets salutaires dans un espace de temps beaucoup plus court ;

2° Elle est utile dans les cas où les autres moyens ont été trouvés inutiles ou même dangereux.

3° Les bons effets de cette Eau ne sont jamais suivis de complications morbeuses ;

4° Le traitement par l'Eau Binelli est beaucoup moins dispendieux.

Cela va paraître, sans doute, bien mesquin à tous ceux qui n'exercent pas l'art de guérir, que de s'occuper du bon marché d'un traitement ; mais le médecin voit de près les douleurs du pauvre et en connaît les besoins, et si dans les maladies traitées par les moyens ordinaires on tient compte :

a Du surcroît de misère que le chômage prolongé cause ordinairement au malade et à sa famille;

b De la plus grande dépense pour des remèdes inutilement employés pendant longtemps ;

c De la valeur des linges, soit pour le lit, soit pour les pansements ;

d Des vices d'usage ou de forme qui affectent les parties quand elles restent trop longtemps malades ;

Si, comme l'on vient de dire, on tient compte de toutes ces circonstances, on verra que souvent les guérisons s'accomplissent par des sacrifices au-dessus des moyens des malades. Si l'on vient alors à apprécier le mérite d'un remède tel que l'Eau Binelli, qui n'occasionne ni frais extraordinaires, ni perte de temps, on nous accordera, sans peine, qu'en conseillant l'emploi de l'Eau Binelli dans tous les cas où l'expérience a démontré son efficacité, nous ne faisons que suivre l'ancien précepte de traiter la maladie *cito, tuto et jucunde*, ce qui est non-seulement un devoir, mais un véritable besoin de notre nature compatissante et sensible.

Signé : CIPELLI (Carlo), professeur ; RIVA (Salvatore), professeur ; PIETRO DEL PRATO, professeur ; INZANI ; A. LEMOIGNE.

AVIS IMPORTANT.

DEUX SORTES D'EAU DIFFÉRENTES *sont préparées avec les formules de composition de feu le docteur Binelli; l'une dite Eau-balsamique-vulnéraire-antihémorrhagique, l'autre Eau-antidyssenterique. Nous allons parler spécialement de la manière de les employer dans les cas où elles ont été reconnues d'une efficacité* incontestable.

MANIÈRE D'EMPLOYER L'EAU BALSAMIQUE-VULNÉRAIRE-ANTIHÉMORRHAGIQUE.

Dans les blessures et généralement dans tous les cas de solution de continuité, il est nécessaire d'essuyer d'abord avec soin la surface sur laquelle on veut appliquer l'Eau Binelli, en la débarassant du sang, des caillots et de tout autre corps étranger qui pourrait la couvrir. Sans cette précaution, que l'opérateur doit toujours remplir avec le plus grand soin, cette Eau ne produirait aucun effet salutaire.

Blessures des Artères.

Une fois la blessure bien lavée, on place dessus un coussinet de charpie bien imbibé d'Eau Binelli, et on le maintient appliqué à l'aide d'une légère pression obtenue par le moyen d'un bandage On répète pendant quelque temps l'application des coussinets imbibés d'Eau Binelli une ou deux fois par jour.

Si l'artère est de gros calibre,on devra suspendre d'abord l'hémorrhagie en comprimant l'artère au dessus et au dessous de la blessure pour arrêter le flux de sang. Une fois l'hémorrhagie suspendue par la compression, on essuiera la blessure avec de la charpie sèche, on ôtera tous les caillots de sang, on appliquera un coussinet de charpie imbibée en le pressant avec le pouce de la main. Cela fait, on diminuera pendant un moment la compression exercée sur le canal artériel, afin de rendre moins forte la congestion; puis on comprimera de nouveau. Quelques minutes après, ayant fait cesser la compression sur le trajet de l'artère, on continuera l'application du coussinet imbibé d'Eau Binelli, jusqu'à cessation complète de l'hémorrhagie.

L'opérateur reconnaîtra qu'il peut faire cesser la compression lorsque après dix ou douze minutes il ressentira sur la face palmaire de ses doigts une sensation de sécheresse et de chaleur qui sont des indices infaillibles de la réussite de l'opération ; alors il diminuera la compression graduellement pour la faire cesser ensuite entièrement. En faisant cela les doigts pourraient, par l'action plastique du sang, être légèrement collés aux chairs ou à la charpie, il faudra donc les en détacher avec précaution, afin de ne pas rouvrir la blessure, ni enlever le coussinet. Ce dernier, après être resté sur la blessure pendant quelque temps, pourra en être retiré avec beaucoup de précaution, en ayant soin, s'il était par trop adhérent, de l'ôter fil à fil afin de ne donner aucune secousse à la blessure cicatrisée.

Hémorrhagie capillaire, produite par les piqûres de sangsues.

Il arrive souvent, chez les personnes qui ont la peau fine et surtout chez les enfants, que les piqûres de sangsues produisent une forte hémorrhagie, difficile à calmer. Dans ce cas la simple application de charpie imbibée d'Eau Binelli, légèrement comprimée pendant quelques minutes sur la blessure, peut arrêter l'hémorrhagie.

Hémorrhagie nasale.

Dans le cas où l'hémorrhagie nasale présenterait quelque danger par suite de la trop grande perte de sang ; après avoir nettoyé et bien lavé les narines, on aspirera quelques gouttes d'Eau Binelli; si l'hémorrhagie persistait, il faudrait alors injecter légérement l'Eau dans les narines jusqu'à cessation complète de l'hémorrhagie.

Hémorrhagies utérines.

Lorsque l'hémorrhagie est dangereuse, le malade prendra toutes les trois heures de une à deux cuillerées d'Eau antihémorrhagique jusqu'à cessation de l'hémorrhagie. On devra aussi injecter deux ou trois fois par jour l'Eau dans le vagin et y introduire une petite éponge trempée dans cette même Eau afin de la mettre en contact avec la matrice.

Hémorrhagie hémorroïdale.

Dans cette maladie on fera prendre au malade toutes les six ou huit heures deux cuillerées à bouche de l'Eau Binelli, en injectant aussi deux fois par jour de cette Eau dans le rectum. On pourra aussi y introduire de la charpie imbibée dans l'Eau antihémorrhagique.

MALADIES SECRÈTES.

Blenhorrée.

L'Eau Binelli est d'un grand secours dans les écoulements causés par des blenhorrées chroniques. On en prend une à deux cuillerées à bouche plusieurs fois par jour, en l'injectant deux ou trois fois toutes les 24 heures dans le canal de l'urètre ou dans le vagin et en introduisant dans ce dernier une petite éponge imbibée de cette Eau.

Ulcères vénériens.

Elle a été reconnue très-avantageuse dans les ulcères vénériens; mais dans ces cas graves on ne peut assez recommander d'avoir avant tout recours à la sagesse d'un médecin pour le choix de la manière et du temps d'en faire usage.

Vomissement et crachement de sang.

L'usage intérieur de cette Eau, dans les cas graves de crachement ou de vomissement de sang, doit se régler selon l'âge, le sexe et la force du malade. Ordinairement on en administre une ou deux cuillerées à bouche aux adultes et une ou deux cuillerées à café aux enfants. Ces doses, répétées une ou deux fois par jour sont suffisantes dans les cas moins graves; mais en d'autres cas il faut les augmenter ou les diminuer selon l'effet qu'elles produisent sur le malade; nous ne pouvons manquer, par conséquent, d'insister afin que l'on ait recours à l'assistance d'un médecin qui doit régler la dose du remède.

Plaies gangréneuses et cancéreuses.

L'Eau Binelli est d'une efficacité grande et certaine contre les plaies gangréneuses et cancéreuses. Dans cette sorte de maladies, on maintient sur la plaie, pendant un à deux jours, un appareil constamment mouillé d'Eau balsamique. En attendant, le malade en prendra une à deux cuillerées à bouche plusieurs fois par jour selon l'ordonnance du médecin.

Ophtalmie extérieure, affection de la conjonctive.

Enfin l'Eau Binelli peut être employée utilement sous la forme de collyre contre les ophtalmies externes et les affections de la conjonctive (1); l'expérience a déjà fixé son efficacité dans ces maladies. Lorsque la cornée est ulcérée, on peut ajouter à l'Eau Binelli un peu de nitrate d'argent dans les proportions de un à cent centigrammes de nitrate pour un once ou trente deux grammes d'Eau Binelli.

EAU ANTIDYSSENTERIQUE.

MANIÈRE D'EN FAIRE USAGE.

Dyssenteries.

Dans ces cas, on fera usage de l'Eau antidyssenterique préparée exprès. Aux adultes on en administrera une cuillerée à bouche, aux enfants une cuillerée à café toutes les trois heures.

(1) Dans ces seuls cas on peut allonger l'Eau Binelli d'une quantité double ou triple d'eau distillée.

NOUS CHARLES III DE BOURBON

Infant d'Espagne

PAR LA GRACE DE DIEU

Duc de Parme, de Plaisance et des Etats annexés, etc.

Vu la demande faite par Jules Ferrari de Parme afin d'obtenir l'autorisation de pouvoir vendre dans nos Etats une Eau dite balsamique-vulnéraire du docteur Binelli, dont la formule de composition lui appartient; vu l'avis donné sur la dite demande par le conseil de la faculté de Médecine, en date du 9 mars 1852.

Sur la proposition de notre ministre d'Etat de grâce et justice, avons disposé :

Art. 1er. M. Jules Ferrari, propriétaire et préparateur de l'Eau balsamique-vulnéraire du docteur Fidèle Binelli, est autorisé à vendre dans nos Etats la dite Eau, à la condition cependant que la vente en soit effectuée par les pharmaciens seuls et d'après ordonnance des officiers de santé compétents.

ART. 2. Le ministre d'Etat au département de grâce et de justice, etc., est chargé de l'exécution de la présente disposition.

Donné à Parme, ce jour 4 du mois d'avril de l'année 1852.

Signé : CHARLES.

Pour S. A. I.

Le ministre d'Etat au département de grâce et justice, etc.

Signé : E. SALATI.

EAU

BALSAMIQUE-VULNÉRAIRE-HÉMOSTATIQUE

DE BINELLI

Préparée par son héritier Jules PERR[illegible] et Cie à Parme.

L'EAU BINELLI qui, par un grand nombre de médecins de Paris, de Londres, d'Italie et de presque toutes les principales villes d'Europe, a été reconnue d'une efficacité incontestable, sert au traitement des blessures les plus graves, soit d'arme à feu, soit d'arme blanche; blessures qui, sous l'action de cette Eau, se cicatrisent promptement sans qu'il en résulte aucun funeste accident. Elle a été employée avec le plus grand succès dans les blessures des artères, dans les amputations les plus importantes, dans les hémorragies utérines, dans les pertes hémorroïdales, dans les hémorragies nasales, dans celles qui résultent de l'application de sangsues, dans les plaies anciennes en cas de gangrène et d'ulcères cancéreux; administrée à l'intérieur par des médecins habiles, elle a été aussi très-utile dans les crachements et vomissements de sang, dans les blennorrhées, dans les ulcères vénériens, et comme collyre dans les ophthalmies.

Manière de se servir de l'Eau
Balsamique-Vulnéraire-Antihémorragique Binelli.

L'EAU BINELLI doit être employée tout à fait pure, tant à l'extérieur qu'à l'intérieur.

Blessures. On lave bien la blessure, sur laquelle on applique des compresses de charpie, imbibées avec cet Eau; on rapproche les bords de la blessure et on les maintient à l'aide d'un appareil convenable. On renouvelle trois fois par jour les compresses imbibées d'Eau, jusqu'à la complète cicatrisation de la blessure, ce qui arrive en très-peu de temps, quelque grave qu'elle soit.

Blessures des artères. Dans les blessures des artères, avant d'appliquer les compresses imbibées, on devra suspendre momentanément l'hémorragie en pressant supérieurement et inférieurement les bords de la blessure, et après l'application immédiate de l'Eau, on verra cesser de suite l'hémorragie des vaisseaux, même de gros calibre.

Epistaxis ou hémorragie nasale. On verse dans le creux de la main un peu d'Eau, et on l'aspire avec force. Si l'hémorragie ne cesse pas, il faut introduire dans les narines successivement quelques compresses imbibées.

Hémorragie produite par les sangsues. Dans ces cas si fréquents, il suffit de maintenir en contact des piqûres la charpie imbibée de l'Eau, et toute hémorragie cesse presque instantanément.

Hémorragies de la matrice. Dans les hémorragies de la matrice et pour les flueurs blanches, il faut tout simplement faire des injections avec une seringue en gomme élastique, deux à trois fois par jour. Dans des cas graves, un médecin pourrait en ordonner deux ou trois cuillerées à bouche, prises à différents intervalles dans le jour.

Pertes hémorroïdales. Dans le cas de pertes hémorroïdales abondantes et continuelles, le médecin pourra donner à boire avec avantage de six en six heures deux cuillerées à bouche de l'Eau antihémorragique et en prescrire des injections dans le rectum plusieurs fois par jour, ou la simple introduction de la charpie imbibée du liquide.

Plaies anciennes gangréneuses. Il suffit d'appliquer sur la plaie, bien lavée auparavant, les compresses de charpie imbibée, les changer toutes les quatre heures, et les humecter sans les détacher toutes les deux heures. Dans un court espace de temps (quelquefois en huit heures), l'escarre gangréneuse se détache et la plaie, d'une belle couleur rosée, se montre couverte de petits bourgeons charnus, et la cicatrisation s'ensuit. L'usage intérieur, prescrit par un médecin, peut devenir très-utile dans le traitement de cette espèce de plaies.

Ulcères cancéreux. Cette Eau est d'une efficacité surprenante pour arrêter l'hémorragie dans ces maladies si dangereuses, où les douleurs sont si poignantes; l'application de l'eau les fait cesser presqu'à l'instant. Les injections et l'usage intérieur, ordonné par un médecin, ont produit le meilleur effet.

Vomissement et crachement de sang. Dans ces maladies, l'usage intérieur et la dose de cette Eau doivent être prescrits par un médecin qui, lui-même, aura égard au sexe, à l'âge et à la constitution du malade. On en administre ordinairement une ou deux cuillerées à bouche aux adultes, et une ou deux petites cuillerées à café pour les enfants, à chaque heure.

Blennorrhées. Les blennorrhées, à l'aide de cette Eau, cessent en peu de temps. Il suffit de pratiquer une injection deux ou trois fois par jour, dans le canal de l'urètre ou dans le vagin, en ayant soin, pour le vagin, d'y introduire immédiatement après l'injection une petite éponge imprégnée du liquide.

Ulcères vénériens. Pour les ulcères vénériens, on pourra faire usage de l'Eau, à l'extérieur, mais, dans ce cas comme dans les précédents, il faudra y joindre l'usage interne, ainsi qu'il a été dit à l'article *Plaies anciennes gangréneuses*.

Ophthalmie. On en use comme collyre dans les ophthalmies externes et dans les affections chroniques de la conjonctive; dans ce seul cas, on commencera à l'employer mêlée en égale quantité d'eau ordinaire, pour en venir à l'employer d'heure en heure toute pure.

Eau Antidyssenterique de Binelli.

Diarrhées et dyssenteries. L'Eau antidyssenterique Binelli est une autre composition végétale. On l'emploie intérieurement à la dose de deux cuillerées à bouche toutes les deux heures pour les adultes, et pour les enfants une cuillerée à café idem.

Pour tous les détails, voyez la brochure : *Aperçus historiques sur l'Eau Binelli*, où l'on trouve les attestations honorables des Académies de Naples, de Marseille et de Parme, et les rapports des expériences faites soit à l'étranger, soit à l'hôpital militaire du Val-de-Grâce, à Paris.

L'Eau et la brochure se trouvent à Paris, chez M. F. Hoffer, 27, rue Neuve-Saint-Eustache.

Prix : 5 fr. le flacon de deux onces; — 3 fr. le demi-flacon.

IMPRIMERIE DE GUSTAVE GRATIOT, 30, RUE MAZARINE

2

www.ingramcontent.com/pod-product-compliance
Ingram Content Group UK Ltd.
Pitfield, Milton Keynes, MK11 3LW, UK
UKHW031947260826
14628UKWH00004B/1910